Renate Sültz & Uwe H. Sültz

Pflegetagebuch

für 14 Tage

+ Notizbuch für besondere Vorkommnisse

BoD – Books on Demand

Norderstedt 2016

Bibliografische Informationen durch die Deutsche Nationalbibliothek.

Die Deutsche Nationalbibliothek verzeichnet diese Publikation in der Deutschen Nationalbibliografie; detaillierte bibliografische Daten sind im Internet über http://dnb.dnb.de abrufbar.

© 2016 Renate Sültz & Uwe H. Sültz

Herstellung und Verlag:

BoD – Books on Demand, Norderstedt

ISBN 9-78374-1-24186-4

Pflegebedürftiger:
Name/Vorname: Adresse: geboren am:

Unterschrift:
Gesetzliche/r Vertreter/in, Bevollmächtigte/r, Betreuer/in:
Name/Vorname: Adresse: Telefon:

Unterschrift:
Person/en, die das Tagebuch führen:
Name/Vorname: Adresse: Telefon:

Unterschrift:
Name/Vorname: Adresse: Telefon:

Unterschrift:

Verordnete Medikamente:

Info: Art der Hilfe:

A = unter Anleitung
B = unter Beaufsichtigung
U = mit Unterstützung
TÜ = teilweise Übernahme
VÜ = vollständige Übernahme

Orientierungswerte bei der vollständigen Übernahme:

Körperpflege
Waschen/ Duschen/ Baden:
- Ganzkörperwäsche: 20 bis 25 Minuten
- Waschen Oberkörper: 8 bis 10 Minuten
- Waschen Unterkörper: 12 bis 15 Minuten
- Waschen Hände/ Gesicht: 1 bis 2 Minuten
- Duschen: 15 bis 20 Minuten
- Baden: 20 bis 25 Minuten

Zahnpflege:
- Zahnpflege: bis 5 Minuten

Kämmen:
- Kämmen: 1 bis 3 Minuten

Rasieren/ Gesichtspflege:
- Rasieren: 5 bis 10 Minuten

Darm- und/oder Blasenentleerung:
- Wasser lassen (Intimhygiene, Toilettenspülung): 2 bis 3 Minuten
- Stuhlgang (Intimhygiene, Toilettenspülung): 3 bis 6 Minuten

- Richten der Bekleidung: insgesamt 2 Minuten

Mobilität
Aufstehen und Zubettgehen:
- Einfache Hilfe beim Aufstehen/ zu Bett gehen: je 1 bis 2 Minuten
- Umlagern: 2 bis 3 Minuten

An- und Auskleiden:
Kleidung aussuchen, aus dem Schrank holen, alle notwendigen Handgriffe, wie das Öffnen und Verschließen von Verschlüssen. Auch das Anziehen von Korsetts oder Prothesen zählen hierzu.
- Ankleiden gesamt: 8 bis 10 Minuten
- Ankleiden Oberkörper/ Unterkörper: 5 bis 6 Minuten
- Entkleiden gesamt: 4 bis 6 Minuten
- Entkleiden Oberkörper/ Unterkörper: 2 bis 3 Minuten

Ernährung
Mundgerechte Zubereitung:
- Mundgerechte Zubereitung einer Hauptmahlzeit: 2 bis 3 Minuten

Aufnahme der Nahrung/ Sonderkost:
- Essen von Hauptmahlzeiten (einschl. Trinken): je 15 bis 20 Minuten

Pflegetagebuch für:

Datum:

Verrichtung:

Mo = Morgens Mi = Mittags Ab = Abends Na = Nachts

	Zeitaufwand:				Hilfe-Art:				
	Mo	Mi	Ab	Na	A	B	U	TÜ	VÜ
Körperpflege:									
Ganzkörperwäsche									
Teilwäsche									
Duschen									
Baden									
Mund-/Zahnpflege									
Kämmen									
Rasieren									
Blasenentleerung									
Darmentleerung									
Intimpflege									
Kleidung richten									
Inkontinenzartikel wechseln									
Urin-/Stomabeutel wechseln/leeren									
Ernährung:									
Mundgerechte Zubereitung									
Essen und Trinken reichen									
Mobilität:									
Aufstehen vom Bett									
Lagerung									
Zubettgehen									
Rollstuhl (Aufstehen/ Hineinsetzen)									
An- und Auskleiden									
Bewegen im Haus									
Stehen									
Treppensteigen									
Begleiten (z.B. zum Arzt)									
Hauswirtschaft:									
Einkaufen									
Kochen									
Wohnung reinigen									
Spülen									
Wechsel der Wäsche									
Waschen und Bügeln									
Wohnung heizen									
Besonderheiten:									

Mo = Morgens Mi = Mittags Ab = Abends Na = Nachts

Vorkommnisse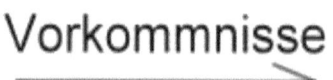

Pflegetagebuch für:

Datum:

Verrichtung:	Zeitaufwand:				Hilfe-Art:				
Mo = Morgens Mi = Mittags Ab = Abends Na = Nachts	Mo	Mi	Ab	Na	A	B	U	TÜ	VÜ
Körperpflege:									
Ganzkörperwäsche									
Teilwäsche									
Duschen									
Baden									
Mund-/Zahnpflege									
Kämmen									
Rasieren									
Blasenentleerung									
Darmentleerung									
Intimpflege									
Kleidung richten									
Inkontinenzartikel wechseln									
Urin-/Stomabeutel wechseln/leeren									
Ernährung:									
Mundgerechte Zubereitung									
Essen und Trinken reichen									
Mobilität:									
Aufstehen vom Bett									
Lagerung									
Zubettgehen									
Rollstuhl (Aufstehen/ Hineinsetzen)									
An- und Auskleiden									
Bewegen im Haus									
Stehen									
Treppensteigen									
Begleiten (z.B. zum Arzt)									
Hauswirtschaft:									
Einkaufen									
Kochen									
Wohnung reinigen									
Spülen									
Wechsel der Wäsche									
Waschen und Bügeln									
Wohnung heizen									
Besonderheiten:									

Mo = Morgens Mi = Mittags Ab = Abends Na = Nachts

Vorkommnisse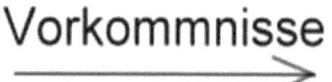

Pflegetagebuch für: Datum:

Verrichtung: Mo = Morgens Mi = Mittags Ab = Abends Na = Nachts	Zeitaufwand:				Hilfe-Art:				
	Mo	Mi	Ab	Na	A	B	U	TÜ	VÜ
Körperpflege:									
Ganzkörperwäsche									
Teilwäsche									
Duschen									
Baden									
Mund-/Zahnpflege									
Kämmen									
Rasieren									
Blasenentleerung									
Darmentleerung									
Intimpflege									
Kleidung richten									
Inkontinenzartikel wechseln									
Urin-/Stomabeutel wechseln/leeren									
Ernährung:									
Mundgerechte Zubereitung									
Essen und Trinken reichen									
Mobilität:									
Aufstehen vom Bett									
Lagerung									
Zubettgehen									
Rollstuhl (Aufstehen/ Hineinsetzen)									
An- und Auskleiden									
Bewegen im Haus									
Stehen									
Treppensteigen									
Begleiten (z.B. zum Arzt)									
Hauswirtschaft:									
Einkaufen									
Kochen									
Wohnung reinigen									
Spülen									
Wechsel der Wäsche									
Waschen und Bügeln									
Wohnung heizen									
Besonderheiten:									

Mo = Morgens Mi = Mittags Ab = Abends Na = Nachts

Vorkommnisse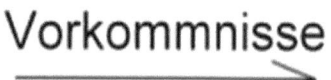

Pflegetagebuch für: Datum:

Verrichtung:	Zeitaufwand:				Hilfe-Art:				
Mo = Morgens Mi = Mittags Ab = Abends Na = Nachts	Mo	Mi	Ab	Na	A	B	U	TÜ	VÜ
Körperpflege:									
Ganzkörperwäsche									
Teilwäsche									
Duschen									
Baden									
Mund-/Zahnpflege									
Kämmen									
Rasieren									
Blasenentleerung									
Darmentleerung									
Intimpflege									
Kleidung richten									
Inkontinenzartikel wechseln									
Urin-/Stomabeutel wechseln/leeren									
Ernährung:									
Mundgerechte Zubereitung									
Essen und Trinken reichen									
Mobilität:									
Aufstehen vom Bett									
Lagerung									
Zubettgehen									
Rollstuhl (Aufstehen/ Hineinsetzen)									
An- und Auskleiden									
Bewegen im Haus									
Stehen									
Treppensteigen									
Begleiten (z.B. zum Arzt)									
Hauswirtschaft:									
Einkaufen									
Kochen									
Wohnung reinigen									
Spülen									
Wechsel der Wäsche									
Waschen und Bügeln									
Wohnung heizen									
Besonderheiten:									

Vorkommnisse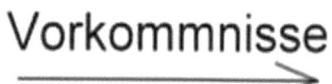

Pflegetagebuch für:

Datum:

Verrichtung:

Mo = Morgens Mi = Mittags Ab = Abends Na = Nachts

	Zeitaufwand:				Hilfe-Art:				
	Mo	Mi	Ab	Na	A	B	U	TÜ	VÜ
Körperpflege:									
Ganzkörperwäsche									
Teilwäsche									
Duschen									
Baden									
Mund-/Zahnpflege									
Kämmen									
Rasieren									
Blasenentleerung									
Darmentleerung									
Intimpflege									
Kleidung richten									
Inkontinenzartikel wechseln									
Urin-/Stomabeutel wechseln/leeren									
Ernährung:									
Mundgerechte Zubereitung									
Essen und Trinken reichen									
Mobilität:									
Aufstehen vom Bett									
Lagerung									
Zubettgehen									
Rollstuhl (Aufstehen/ Hineinsetzen)									
An- und Auskleiden									
Bewegen im Haus									
Stehen									
Treppensteigen									
Begleiten (z.B. zum Arzt)									
Hauswirtschaft:									
Einkaufen									
Kochen									
Wohnung reinigen									
Spülen									
Wechsel der Wäsche									
Waschen und Bügeln									
Wohnung heizen									
Besonderheiten:									

Vorkommnisse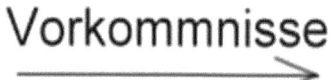

Pflegetagebuch für: Datum:

Mo = Morgens Mi = Mittags Ab = Abends Na = Nachts

Verrichtung:	Zeitaufwand:				Hilfe-Art:				
	Mo	Mi	Ab	Na	A	B	U	TÜ	VÜ
Körperpflege:									
Ganzkörperwäsche									
Teilwäsche									
Duschen									
Baden									
Mund-/Zahnpflege									
Kämmen									
Rasieren									
Blasenentleerung									
Darmentleerung									
Intimpflege									
Kleidung richten									
Inkontinenzartikel wechseln									
Urin-/Stomabeutel wechseln/leeren									
Ernährung:									
Mundgerechte Zubereitung									
Essen und Trinken reichen									
Mobilität:									
Aufstehen vom Bett									
Lagerung									
Zubettgehen									
Rollstuhl (Aufstehen/ Hineinsetzen)									
An- und Auskleiden									
Bewegen im Haus									
Stehen									
Treppensteigen									
Begleiten (z.B. zum Arzt)									
Hauswirtschaft:									
Einkaufen									
Kochen									
Wohnung reinigen									
Spülen									
Wechsel der Wäsche									
Waschen und Bügeln									
Wohnung heizen									
Besonderheiten:									

Vorkommnisse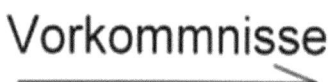

Mo = Morgens Mi = Mittags Ab = Abends Na = Nachts

Pflegetagebuch für:

Datum:

Verrichtung: Mo = Morgens Mi = Mittags Ab = Abends Na = Nachts	Zeitaufwand:				Hilfe-Art:				
	Mo	Mi	Ab	Na	A	B	U	TÜ	VÜ
Körperpflege:									
Ganzkörperwäsche									
Teilwäsche									
Duschen									
Baden									
Mund-/Zahnpflege									
Kämmen									
Rasieren									
Blasenentleerung									
Darmentleerung									
Intimpflege									
Kleidung richten									
Inkontinenzartikel wechseln									
Urin-/Stomabeutel wechseln/leeren									
Ernährung:									
Mundgerechte Zubereitung									
Essen und Trinken reichen									
Mobilität:									
Aufstehen vom Bett									
Lagerung									
Zubettgehen									
Rollstuhl (Aufstehen/ Hineinsetzen)									
An- und Auskleiden									
Bewegen im Haus									
Stehen									
Treppensteigen									
Begleiten (z.B. zum Arzt)									
Hauswirtschaft:									
Einkaufen									
Kochen									
Wohnung reinigen									
Spülen									
Wechsel der Wäsche									
Waschen und Bügeln									
Wohnung heizen									
Besonderheiten:									

Vorkommnisse →

Pflegetagebuch für: Datum:

Verrichtung:	Zeitaufwand:				Hilfe-Art:				
Mo = Morgens Mi = Mittags Ab = Abends Na = Nachts	Mo	Mi	Ab	Na	A	B	U	TÜ	VÜ
Körperpflege:									
Ganzkörperwäsche									
Teilwäsche									
Duschen									
Baden									
Mund-/Zahnpflege									
Kämmen									
Rasieren									
Blasenentleerung									
Darmentleerung									
Intimpflege									
Kleidung richten									
Inkontinenzartikel wechseln									
Urin-/Stomabeutel wechseln/leeren									
Ernährung:									
Mundgerechte Zubereitung									
Essen und Trinken reichen									
Mobilität:									
Aufstehen vom Bett									
Lagerung									
Zubettgehen									
Rollstuhl (Aufstehen/ Hineinsetzen)									
An- und Auskleiden									
Bewegen im Haus									
Stehen									
Treppensteigen									
Begleiten (z.B. zum Arzt)									
Hauswirtschaft:									
Einkaufen									
Kochen									
Wohnung reinigen									
Spülen									
Wechsel der Wäsche									
Waschen und Bügeln									
Wohnung heizen									
Besonderheiten:									

Vorkommnisse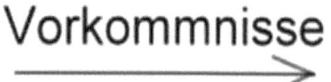

Pflegetagebuch für:

Datum:

Verrichtung:

Mo = Morgens Mi = Mittags Ab = Abends Na = Nachts

Verrichtung	Zeitaufwand: Mo	Mi	Ab	Na	Hilfe-Art: A	B	U	TÜ	VÜ
Körperpflege:									
Ganzkörperwäsche									
Teilwäsche									
Duschen									
Baden									
Mund-/Zahnpflege									
Kämmen									
Rasieren									
Blasenentleerung									
Darmentleerung									
Intimpflege									
Kleidung richten									
Inkontinenzartikel wechseln									
Urin-/Stomabeutel wechseln/leeren									
Ernährung:									
Mundgerechte Zubereitung									
Essen und Trinken reichen									
Mobilität:									
Aufstehen vom Bett									
Lagerung									
Zubettgehen									
Rollstuhl (Aufstehen/ Hineinsetzen)									
An- und Auskleiden									
Bewegen im Haus									
Stehen									
Treppensteigen									
Begleiten (z.B. zum Arzt)									
Hauswirtschaft:									
Einkaufen									
Kochen									
Wohnung reinigen									
Spülen									
Wechsel der Wäsche									
Waschen und Bügeln									
Wohnung heizen									
Besonderheiten:									

Vorkommnisse →

Mo = Morgens Mi = Mittags Ab = Abends Na = Nachts

Pflegetagebuch für:

Datum:

Verrichtung: Mo = Morgens Mi = Mittags Ab = Abends Na = Nachts	Zeitaufwand:				Hilfe-Art:				
	Mo	Mi	Ab	Na	A	B	U	TÜ	VÜ
Körperpflege:									
Ganzkörperwäsche									
Teilwäsche									
Duschen									
Baden									
Mund-/Zahnpflege									
Kämmen									
Rasieren									
Blasenentleerung									
Darmentleerung									
Intimpflege									
Kleidung richten									
Inkontinenzartikel wechseln									
Urin-/Stomabeutel wechseln/leeren									
Ernährung:									
Mundgerechte Zubereitung									
Essen und Trinken reichen									
Mobilität:									
Aufstehen vom Bett									
Lagerung									
Zubettgehen									
Rollstuhl (Aufstehen/ Hineinsetzen)									
An- und Auskleiden									
Bewegen im Haus									
Stehen									
Treppensteigen									
Begleiten (z.B. zum Arzt)									
Hauswirtschaft:									
Einkaufen									
Kochen									
Wohnung reinigen									
Spülen									
Wechsel der Wäsche									
Waschen und Bügeln									
Wohnung heizen									
Besonderheiten:									

Vorkommnisse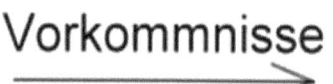

Pflegetagebuch für:

Datum:

Verrichtung:

Mo = Morgens Mi = Mittags Ab = Abends Na = Nachts

	Zeitaufwand:				Hilfe-Art:				
	Mo	Mi	Ab	Na	A	B	U	TÜ	VÜ
Körperpflege:									
Ganzkörperwäsche									
Teilwäsche									
Duschen									
Baden									
Mund-/Zahnpflege									
Kämmen									
Rasieren									
Blasenentleerung									
Darmentleerung									
Intimpflege									
Kleidung richten									
Inkontinenzartikel wechseln									
Urin-/Stomabeutel wechseln/leeren									
Ernährung:									
Mundgerechte Zubereitung									
Essen und Trinken reichen									
Mobilität:									
Aufstehen vom Bett									
Lagerung									
Zubettgehen									
Rollstuhl (Aufstehen/ Hineinsetzen)									
An- und Auskleiden									
Bewegen im Haus									
Stehen									
Treppensteigen									
Begleiten (z.B. zum Arzt)									
Hauswirtschaft:									
Einkaufen									
Kochen									
Wohnung reinigen									
Spülen									
Wechsel der Wäsche									
Waschen und Bügeln									
Wohnung heizen									
Besonderheiten:									

Vorkommnisse →

Pflegetagebuch für: Datum:

Verrichtung:	Zeitaufwand:				Hilfe-Art:				
Mo = Morgens Mi = Mittags Ab = Abends Na = Nachts	Mo	Mi	Ab	Na	A	B	U	TÜ	VÜ
Körperpflege:									
Ganzkörperwäsche									
Teilwäsche									
Duschen									
Baden									
Mund-/Zahnpflege									
Kämmen									
Rasieren									
Blasenentleerung									
Darmentleerung									
Intimpflege									
Kleidung richten									
Inkontinenzartikel wechseln									
Urin-/Stomabeutel wechseln/leeren									
Ernährung:									
Mundgerechte Zubereitung									
Essen und Trinken reichen									
Mobilität:									
Aufstehen vom Bett									
Lagerung									
Zubettgehen									
Rollstuhl (Aufstehen/ Hineinsetzen)									
An- und Auskleiden									
Bewegen im Haus									
Stehen									
Treppensteigen									
Begleiten (z.B. zum Arzt)									
Hauswirtschaft:									
Einkaufen									
Kochen									
Wohnung reinigen									
Spülen									
Wechsel der Wäsche									
Waschen und Bügeln									
Wohnung heizen									
Besonderheiten:									

Vorkommnisse →

Pflegetagebuch für:

Datum:

Verrichtung:

Mo = Morgens Mi = Mittags Ab = Abends Na = Nachts

Verrichtung	Zeitaufwand:				Hilfe-Art:				
	Mo	Mi	Ab	Na	A	B	U	TÜ	VÜ
Körperpflege:									
Ganzkörperwäsche									
Teilwäsche									
Duschen									
Baden									
Mund-/Zahnpflege									
Kämmen									
Rasieren									
Blasenentleerung									
Darmentleerung									
Intimpflege									
Kleidung richten									
Inkontinenzartikel wechseln									
Urin-/Stomabeutel wechseln/leeren									
Ernährung:									
Mundgerechte Zubereitung									
Essen und Trinken reichen									
Mobilität:									
Aufstehen vom Bett									
Lagerung									
Zubettgehen									
Rollstuhl (Aufstehen/ Hineinsetzen)									
An- und Auskleiden									
Bewegen im Haus									
Stehen									
Treppensteigen									
Begleiten (z.B. zum Arzt)									
Hauswirtschaft:									
Einkaufen									
Kochen									
Wohnung reinigen									
Spülen									
Wechsel der Wäsche									
Waschen und Bügeln									
Wohnung heizen									
Besonderheiten:									

Mo = Morgens Mi = Mittags Ab = Abends Na = Nachts

Vorkommnisse →

Pflegetagebuch für: Datum:

Verrichtung:	Zeitaufwand:				Hilfe-Art:				
Mo = Morgens Mi = Mittags Ab = Abends Na = Nachts	Mo	Mi	Ab	Na	A	B	U	TÜ	VÜ
Körperpflege:									
Ganzkörperwäsche									
Teilwäsche									
Duschen									
Baden									
Mund-/Zahnpflege									
Kämmen									
Rasieren									
Blasenentleerung									
Darmentleerung									
Intimpflege									
Kleidung richten									
Inkontinenzartikel wechseln									
Urin-/Stomabeutel wechseln/leeren									
Ernährung:									
Mundgerechte Zubereitung									
Essen und Trinken reichen									
Mobilität:									
Aufstehen vom Bett									
Lagerung									
Zubettgehen									
Rollstuhl (Aufstehen/ Hineinsetzen)									
An- und Auskleiden									
Bewegen im Haus									
Stehen									
Treppensteigen									
Begleiten (z.B. zum Arzt)									
Hauswirtschaft:									
Einkaufen									
Kochen									
Wohnung reinigen									
Spülen									
Wechsel der Wäsche									
Waschen und Bügeln									
Wohnung heizen									
Besonderheiten:									

Vorkommnisse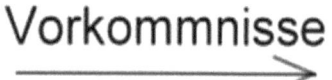

Pflegetagebuch für: Datum:

Verrichtung:	Zeitaufwand:				Hilfe-Art:				
Mo = Morgens Mi = Mittags Ab = Abends Na = Nachts	Mo	Mi	Ab	Na	A	B	U	TÜ	VÜ
Körperpflege:									
Ganzkörperwäsche									
Teilwäsche									
Duschen									
Baden									
Mund-/Zahnpflege									
Kämmen									
Rasieren									
Blasenentleerung									
Darmentleerung									
Intimpflege									
Kleidung richten									
Inkontinenzartikel wechseln									
Urin-/Stomabeutel wechseln/leeren									
Ernährung:									
Mundgerechte Zubereitung									
Essen und Trinken reichen									
Mobilität:									
Aufstehen vom Bett									
Lagerung									
Zubettgehen									
Rollstuhl (Aufstehen/ Hineinsetzen)									
An- und Auskleiden									
Bewegen im Haus									
Stehen									
Treppensteigen									
Begleiten (z.B. zum Arzt)									
Hauswirtschaft:									
Einkaufen									
Kochen									
Wohnung reinigen									
Spülen									
Wechsel der Wäsche									
Waschen und Bügeln									
Wohnung heizen									
Besonderheiten:									

Vorkommnisse →

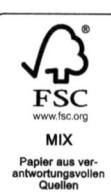